Tb29
48.

RECHERCHES EXPÉRIMENTALES

SUR

L'ACTION DES SUCS DIGESTIFS DES CÉPHALOPODES

SUR LES MATIÈRES AMYLACÉES ET SUCRÉES

48.

PARIS. — TYPOGRAPHIE A. HENNUYER, RUE DARCET, 7.

RECHERCHES EXPÉRIMENTALES

SUR

L'ACTION DES SUCS DIGESTIFS

DES CÉPHALOPODES

SUR LES MATIÈRES AMYLACÉES ET SUCRÉES

(CONTRIBUTION A L'ÉTUDE DE LA DIASTASE ANIMALE)

DÉPÔT LÉGAL 2738

PAR

ÉM. BOURQUELOT

Pharmacien en chef de la Clinique d'accouchements
Licencié ès sciences naturelles, lauréat des hôpitaux de Paris (médaille d'argent)
Lauréat de l'Ecole de Pharmacie (médaille d'or)
Préparateur à ladite Ecole.

PARIS
TYPOGRAPHIE A. HENNUYER
RUE DARCET, 7

1882

RECHERCHES EXPÉRIMENTALES

SUR

L'ACTION DES SUCS DIGESTIFS DES CÉPHALOPODES

SUR LES MATIÈRES AMYLACÉES ET SUCRÉES

(Contribution à l'étude de la diastase animale)

INTRODUCTION.

Les physiologistes qui se sont occupés de définir l'action des sucs digestifs des Céphalopodes sur les matières amylacées ont émis à cet égard des opinions entièrement opposées. Pour Krukenberg, le foie de ces Mollusques renferme entre autres ferments solubles de la diastase animale ; pour M. Jousset de Bellesme, le même organe en est totalement dépourvu. Ces sortes de contradictions sont fréquentes en physiologie, tout en étant indépendantes de la science elle-même. Lorsque les faits ont été bien observés, s'ils paraissent contradictoires, il faut d'abord en chercher la cause dans la différence des circonstances qui ont présidé aux observations. Car, et c'est un principe dont Cl. Bernard conseille de ne jamais se départir[1], « on ne saurait admettre que, dans des conditions identiques, des phénomènes puissent se passer différemment. »

En dehors de ces contradictions que les progrès de la physiologie font tôt ou tard disparaître, il en est d'autres qui sont plus vivaces, parce qu'elles tiennent non plus à des erreurs de faits susceptibles de rectification, mais à des appréciations, à des théories particulières que le talent de ceux qui les défendent ou attaquent fait tour à tour prévaloir ou abandonner. C'est ainsi que, relativement au rôle de la salive dans la digestion, les physiologistes se partagent en deux camps.

[1] I.

Dans l'un on la considère comme un agent exclusivement mécanique ; dans l'autre, au contraire, on lui attribue une action chimique importante sur les aliments amylacés. Le fait est qu'il est certain que la salive transforme l'amidon hydraté (empois) en sucre et qu'il est non moins certain qu'en mouillant les aliments, ce liquide favorise leur division et leur passage dans l'œsophage. Mais, tandis que les uns, pour des raisons d'ordre un peu trop spéculatif, estiment que la propriété chimique de la salive n'intervient pas dans la digestion, et ne reconnaissent d'importance qu'à son rôle mécanique ; les autres, sans nier absolument qu'on doive tenir compte de cette action mécanique, en font cependant la partie négligeable du rôle du suc digestif en question et attribuent toute la prépondérance à sa puissance chimique. Il en résulte que les conclusions dégagées des considérations qui les ont amenées sont contradictoires. En réalité, les faits observés sont identiques : seules les interprétations diffèrent.

Les recherches que nous avons entreprises nous ont démontré que MM. Krukenberg et Jousset ont tous deux raison dans leur ordre d'idées, s'étant placés, peut-être par suite d'une manière différente de concevoir le phénomène physiologique de la digestion, dans des conditions différentes d'expérimentation. Nous avons d'ailleurs répété leurs expériences en ne négligeant aucune des précautions qu'elles demandaient. Puis, comme les résultats annoncés par Krukenberg se rapportent au foie et au prétendu pancréas réunis, nous avons essayé de fixer ce qu'on doit attribuer à chacun de ces organes. D'autre part, de nouvelles connaissances ayant été acquises dans ces dernières années, relativement au dédoublement de l'amidon sous l'influence de la diastase[1], et MM. Musculus et de Méring[2] ayant démontré que la diastase salivaire et la diastase pancréatique donnent lieu aux mêmes transformations de l'amidon que la diastase végétale, nous nous sommes demandé si la diastase des Céphalopodes devait être regardée comme identique aux précédentes.

On a cherché en outre si les sucs digestifs de ces animaux contiennent un ferment inversif ; s'ils peuvent, comme cela a été avancé pour la salive de l'homme par Städeler[3], dédoubler la salicine. Enfin la présence dans le foie d'un ferment capable de transformer le glycogène en sucre nous a fait songer à rechercher si ce foie renfermait

[1] II.
[2] III.
[3] IV.

du glycogène, ou plutôt du sucre produit de son dédoublement.

Ce travail a été fait presque entièrement à Roscoff, où notre excellent maître M. le professeur de Lacaze-Duthiers a bien voulu nous accueillir. Nous le prions d'agréer l'hommage de notre sincère reconnaissance, regrettant que nos recherches n'aient pas plus de valeur; car elles seraient une nouvelle et plus grande affirmation de l'utilité d'un laboratoire où nous avons trouvé, outre les facilités de travail dont parle M. Paul Bert[1] à propos d'Arcachon, « qu'il est impossible à un homme isolé de se procurer », une organisation vraiment scientifique, plus en harmonie avec les besoins et les désirs de ceux qui viennent y travailler.

Nous devons également remercier M. Paul Bert, dans le laboratoire duquel nous avons pu nous habituer à la recherche du sucre dans les liquides de l'organisme; et aussi M. le professeur Yungfleisch, qui nous a permis de puiser dans sa collection et nous a aidé de ses bienveillants conseils.

HISTORIQUE. — ALIMENTATION DES CÉPHALOPODES.

Si l'on ne tient pas compte de quelques tentatives isolées[2], Krukenberg paraît être le premier qui ait songé à étudier méthodiquement les propriétés des sucs digestifs des Invertébrés. La plupart des mémoires qu'il a publiés sur ce sujet — et qu'on ne connaît peut-être pas assez en France — sont de 1878[3]. Ils se rapportent à la digestion des Crustacés, des Cœlentérés, des Echinodermes, des Insectes et des Mollusques. Il semble que l'auteur se soit surtout préoccupé dans ses recherches de découvrir des caractères susceptibles de différencier les ferments peptiques des divers animaux inférieurs. Toutes les fois, en effet, qu'il a rencontré ces ferments, il a essayé leur action sur la fibrine crue et cuite, en solution neutre, alcaline ou acidifiée par l'un des acides chlorhydrique, acétique, oxalique et lactique. Cela constituait une série de réactions au moyen de laquelle il a tenté d'établir une sorte de classification des pepsines des Invertébrés. C'est ainsi qu'il a créé, pour exprimer la pepsine des

[1] V.

[2] Il convient de citer F. Plateau, qui a publié différents mémoires sur la digestion des Insectes, Arachnides, Myriapodes, de 1874 à 1878 (*Mémoires de l'Académie des sciences de Belgique*), et le travail de Jousset de Bellesme sur la Blatte (1875).

[3] VI.

Lamellibranches, le mot de *conchopepsine*, et celui d'*hélicopepsine* pour signifier celle des Céphalopodes et Gastéropodes pulmonés. Relativement aux ferments diastasiques, Krukenberg s'est contenté de constater si les sucs digestifs avaient oui ou non une action sur l'amidon hydraté. D'après lui, le foie des Céphalopodes et des Pulmonés est riche en ferment diastasique, tandis que les prétendues glandes salivaires de ces animaux n'en renferment aucune trace.

La même année, M. Léon Frédéricq [1], à propos d'une étude générale sur l'organisation et la physiologie du Poulpe, a fait quelques recherches relativement à l'action des sucs digestifs de ce Céphalopode sur l'amidon. Ses expériences, comme celles de Krukenberg, ont été faites avec l'amidon hydraté. Il s'est même aidé d'une douce chaleur pour favoriser la réaction. Il conclut de son travail que le foie seul parmi les glandes digestives contient un ferment susceptible de transformer l'amidon en sucre. Cet expérimentateur n'a d'ailleurs pas distingué l'action du foie de celle du pancréas, en sorte que cette conclusion se rapporte vraisemblablement aux deux organes réunis.

L'année suivante, M. Jousset de Bellesme, sans avoir connaissance des travaux de Krukenberg et Frédéricq, instituait une série d'expériences sur le rôle des glandes digestives des Céphalopodes [2]. L'auteur, déjà préparé à ce genre de travail par une étude délicate et consciencieuse de la digestion de la Blatte [3], a fait ses recherches avec beaucoup de soins. Son procédé d'expérimentation est le suivant : pour le foie, il creuse dans l'organe une dépression au fond de laquelle suinte un liquide qu'il regarde comme représentant la sécrétion hépatique. Il ajoute à ce liquide de la fécule non broyée et lavée et abandonne le mélange à lui-même pendant vingt-quatre heures. Au bout de ce temps, il recherche le glucose. Pour les autres sucs digestifs, qu'il obtient par simple expression de la glande, il essaye directement leur action. Dans aucun cas l'amidon n'a été transformé. Sa conclusion est donc qu'il n'y a pas chez le Poulpe d'organe capable de saccharifier l'amidon.

M. Jousset n'a pas non plus essayé de distinguer le pancréas du foie.

Plus récemment, et alors que nous nous occupions de la question,

[1] VII.
[2] VIII.
[3] IX.

M. Vigelius[1] a annoncé avoir constaté, relativement à la présence d'une diastase dans le foie des Céphalopodes, les résultats avancés par Krukenberg et Frédéricq.

Il n'est guère possible de faire des recherches expérimentales sur la digestion d'un animal, si on ne peut l'avoir à son gré tantôt à jeun, tantôt en digestion, et dans ce dernier cas à toutes les phases de sa digestion. L'état des glandes digestives varie en effet selon que l'animal se trouve dans une de ces conditions. Ainsi, au premier moment de la digestion, la sécrétion est très active, l'arrivée des aliments appelant de grandes quantités de sucs digestifs. On ne saurait donc choisir de meilleur moment pour recueillir les sucs et essayer leur action.

Plus tard, la sécrétion diminue, tend même à disparaître quand elle ne change pas — comme cela semble se produire chez les Poulpes, dont le liquide hépatique devient brun, d'incolore qu'il était — en sorte que, la glande ne renfermant plus qu'une très petite quantité de sucs, on n'obtient dans les essais que des effets très faibles qu'on est tenté d'attribuer à des réactions spontanées.

Les Céphalopodes que l'on prend dans les excursions [2] sont tantôt à jeun, surtout les Poulpes, tantôt en digestion. Les derniers seuls pourraient être utilisés; mais la plupart du temps la digestion est presque terminée au moment du retour. Il nous a donc fallu, pour réaliser les meilleures conditions d'expérimentation, rechercher les moyens de les alimenter.

Il suffit d'examiner les alentours du rocher sous lequel on a pris un Poulpe pour savoir quel est son genre de nourriture. On y trouve des débris de Crabes de toutes espèces, de Vénus, de Moules et autres Bivalves. Lorsque le crabe est de petite taille, il est souvent séparé en deux parties : l'une comprenant le thorax avec la tête et ses appendices, l'autre l'abdomen avec les pattes. Le Poulpe partage sa proie à peu près comme l'homme fait d'une Ecrevisse. Si le Crabe est d'une certaine grosseur, il est divisé en un plus grand nombre de débris. Tous ces débris sont d'ailleurs complètement vides. Les Bivalves sont également vides, et la plupart de ceux qui viennent

[1] X.

[2] Nos recherches ont porté principalement sur trois espèces : 1° la Sèche (*Sepia officinolis*), que l'on pêche en abondance dans la baie de Pimpoul ; 2° le Poulpe commun (*Octopus vulgaris*), que l'on prend à marée basse sous les rochers qui avoisinent la côte de Roscoff ; 3° enfin, le Calmar (*Loligo vulgaris*), qui commence à apparaître sur la côte à la fin de septembre. Nous n'avons pu nous procurer d'individu vivant de cette dernière espèce.

de servir au repas du Poulpe ont leurs valves rapprochées comme pendant la vie.

Lorsque les Poulpes sont en captivité, ils ne se décident pas volontiers à manger, au moins dans les endroits où il y a constamment du monde. Nous en avons conservé dans un aquarium jusqu'à cinq et six jours sans qu'ils aient voulu prendre la moindre nourriture, et cela bien qu'on eût mis à leur disposition des Crabes et des Bivalves. On songea alors à les transporter dans le parc dépendant du laboratoire. Ce parc n'est jamais à sec, et même dans les plus basses mers on y trouve 30 à 50 centimètres d'eau. On les enferma dans une boîte en bois percée de trous et on leur apporta chaque jour au moment de la marée basse, des Crabes de la côte. Etait-ce en raison de ce que le milieu leur convenait davantage ou parce qu'ils étaient moins dérangés? toujours est-il que, dès le premier jour, ils se mirent à manger, et il fut dès lors possible de les avoir dans tous les états de la digestion.

Quant aux Sèches, bien que l'examen de leur estomac indique qu'elles se nourrissent de petits Crustacés, ce n'est guère que depuis un petit nombre d'années qu'on sait au juste ce qu'elles préfèrent. C'est M. Paul Bert [1], croyons-nous, qui le premier a reconnu qu'elles chassent les Crevettes. Il est également le premier à avoir observé le rôle curieux que jouent [2] les bras tentaculaires durant cette chasse.

[1] V.

[2] Il convient pourtant de dire qu'Aristote, dont le génie observateur se révèle encore là, comme en beaucoup d'autres choses, a eu connaissance de ce mécanisme. Il décrit, en effet, les grands bras tentaculaires de la Sèche comme les organes de préhension (*a*). Les observateurs qui sont venus depuis, et même des plus récents, en sont réduits relativement au rôle de ces bras à de simples conjectures. Ainsi, d'après Férussac (*b*), « on doit supposer que ces bras tentaculaires sont destinés à la préhension des corps éloignés et qu'ils sont d'un grand usage pour les besoins de l'animal; néanmoins nous n'avons jamais vu les Sèches s'en servir d'aucune manière, ni pour apporter la nourriture à leur bouche, ni comme moyen de résistance près des côtes, comme l'ont écrit les anciens, qui croyaient que ces mêmes bras pouvaient remplacer l'ancre des navires, etc. » Fischer, dont les observations sont antérieures seulement d'une année à celles de Paul Bert, n'a pas été plus heureux que Férussac. « Je n'ai jamais vu (*c*) les longs bras allongés, et j'ignore dès lors quels sont leurs usages. » « Je n'ai jamais pu observer le repas des Sèches; par conséquent, j'ignore si la préhension des aliments s'effectue chez elles au moyen des bras tentaculaires ou des bras sessiles de la première paire. »

(*a*) XI et XII.
(*b*) XIII.
(*c*) XIV.

On sait que les Sèches possèdent dix bras. Huit de ces bras sont à peu près égaux et garnis en dedans de ventouses sur toute la longueur. Les deux autres, nommés *bras tentaculaires*, sont beaucoup plus longs et comprennent une partie élargie qui termine un long pédoncule. Cette partie élargie seule est munie de ventouses. En temps ordinaire, ces bras tentaculaires ne font pas saillie au dehors ; ils sont retirés dans une cavité formée par la réunion des bras sessiles, entre la base de la troisième et de la quatrième paire. Ils sont là rétractés et roulés en crosse. A peine a-t-on jeté la Crevette dans l'aquarium que la Sèche, par un changement presque insensible du mouvement de ses nageoires, se tourne vers le petit Crustacé. Ses huit bras sessiles, qui étaient auparavant un peu abaissés à leur pointe, se relèvent pour livrer passage aux deux bras tentaculaires. Ceux-ci sortent lentement de leur cavité accolés l'un à l'autre, et quand ils dépassent d'un demi-centimètre environ l'extrémité des autres bras, ils s'allongent tout à coup. Ils traversent l'espace comme une flèche qu'on décoche, pour revenir aussitôt, mais sans la moindre précipitation, avec la proie qui se trouve immédiatement cachée entre les bras égaux.

Le premier mouvement est si rapide qu'il est difficile de l'analyser. On peut constater pourtant que les extrémités élargies des tentacules arrivent toujours à quelques millimètres au-dessus de la Crevette. Il est probable qu'à ce moment les ventouses pédiculées de ces extrémités s'allongent vers l'animal et qu'elles le retiennent par suite du vide qu'elles produisent. M. Paul Bert a essayé de reproduire ce mouvement sur l'animal mort par le moyen de courants électriques et n'a pas réussi. Peut-être est-il dû à l'afflux subit d'une certaine quantité de liquide. En tout cas, il y a là à faire une recherche anatomique et physiologique intéressante.

La Sèche se nourrit des deux espèces de Crevettes qu'on trouve sur la plage ; mais elle paraît préférer la plus petite des deux, la Crevette

Quant à cette opinion des anciens, d'après laquelle ces mêmes bras serviraient d'ancre pendant les grandes tempêtes, peut être est-elle moins fondée que celle qui a rapport à leur rôle dans la préhension des aliments. En captivité, la Sèche ne laisse pendre ses bras que quand elle est malade. C'est même presque toujours l'indication d'une mort très prochaine. L'animal n'ayant plus la force de retenir les tentacule dans les cavités, ces tentacules tombent au fond de l'eau et rencontrent le sol ; les ventouses s'appliquent sur celui-ci, et si peu qu'il y ait de courant ou de mouvement dans l'eau, comme la Sèche affaiblie ne peut résister par le moyen de ses nageoires, elle est un peu entraînée et les ventouses font le vide automatiquement.

de sable. Elle saisit aussi les petits Poissons qu'on lui met dans l'aquarium ; mais le plus souvent, après les avoir coupés en deux, elle les rejette. Elle opère d'ailleurs la mastication de sa proie sans qu'aucun signe extérieur vienne trahir le mouvement de ses mandibules.

DESCRIPTION DES GLANDES DIGESTIVES

Extraction des ferments.

Les glandes digestives, ou plutôt — pour ne préjuger de rien — les glandes qui déversent le produit de leur sécrétion dans le canal digestif, ont chez les Céphalopodes, au point de vue du volume, une importance notable. Le foie est la seule glande qui paraît conserver relativement à la grosseur de l'animal un volume à peu près constant. C'est ce que l'on peut constater chez les Poulpes, chez les Sèches et les Calmars. Les Poulpes ont des glandes salivaires antérieures assez petites et des glandes postérieures très volumineuses. Les Sèches, au contraire, ainsi que les autres Céphalopodes décapodes[1], ne possèdent pas de glandes salivaires supérieures et leurs glandes postérieures sont plus petites relativement à la grosseur de l'animal que chez les Octopodes.

Cette constance dans la grosseur du foie peut déjà faire supposer que le liquide qu'il sécrète a un rôle chimique dans la digestion ; surtout si l'on considère que la nourriture des Céphalopodes est exclusivement animale, et que par conséquent le travail chimique de la digestion est sensiblement le même chez tous. Il paraît d'autre part assez naturel de penser que les glandes salivaires, qui varient d'importance et même de nombre d'une espèce à l'autre, ne remplissent qu'un rôle physique se rapportant à la chasse, à la mastication, à la déglutition ; actes qui varient selon la nourriture habituelle de ces animaux.

La première paire de glandes salivaires est située chez le Poulpe contre la masse buccale, de chaque côté du pharynx. A chaque glande correspond un canal excréteur, qui pénètre dans la bouche un peu en avant de l'œsophage. La deuxième paire est située plus loin derrière le foie et est accolée contre celui-ci. Une bride relie chaque glande au jabot qui est situé en avant. Chacune donne nais-

[1] V.

sance à un canal qui va se réunir à son congénère de façon à n'en former qu'un seul qui remonte derrière l'œsophage et vient s'ouvrir dans la bouche au-devant du bourrelet lingual. Il est singulier que M. Jousset de Bellesme, dans le travail que nous avons cité précédemment [1], signale le canal excréteur de ces dernières glandes comme se jetant dans le jabot ! Ce canal est assez gros, nettement visible. Il a d'ailleurs été décrit depuis longtemps par Cuvier [2]. Peut-être M. Jousset a-t-il pris pour un canal chacune des brides indiquées plus haut qui maintiennent ces glandes au jabot.

Chez les Sèches, les glandes salivaires postérieures, qui existent seules, sont dans les mêmes rapports avec les organes environnants que chez les Poulpes.

Le foie des Poulpes est constitué par une grosse masse brune située du côté du dos, fournissant à sa base deux canaux excréteurs. Le tissu qui entoure ces deux canaux à leur sortie de la masse hépatique est d'une couleur différente du reste de la glande. Il constitue un organe particulier enfoncé dans le foie, auquel on a donné le nom de *pancréas*, bien qu'il n'ait probablement aucun rapport fonctionnel avec l'organe qui porte ce nom chez les animaux vertébrés. La structure du tissu du pancréas est différente de celle du foie. Le liquide qu'il sécrète va se réunir au liquide hépatique. Les deux canaux se rapprochent et vont pénétrer ensemble dans une sorte de cæcum de l'estomac proprement dit, qu'on a appelé *intestin spiral*. Cet appendice n'est vraisemblablement qu'un réservoir du liquide sécrété par le foie. Les aliments n'y entrent pas et, au moment de la digestion, le suc hépatique s'y amasse en abondance. On peut avec quelque soin séparer des portions de tissu pancréatique du tissu du foie, bien qu'une séparation complète des deux organes soit impossible.

Dans la Sèche la difficulté est moins grande. Le foie est formé de deux lobes qui se prolongent en pointe assez loin en arrière. Ces deux lobes sont accolés l'un à l'autre et chacun d'eux donne naissance à un canal excréteur qui se rend vers l'intestin spiral ; mais le prétendu pancréas est ici représenté par des tubes ramifiés, dont la totalité constitue une masse assez grande, qui se rattachent aux canaux hépatiques tout le long de leur parcours et ressemblent à première vue aux corps spongieux qui entourent les veines caves du

[1] Page 8.
[2] XV.

même animal. On peut donc les couper et les séparer sans craindre de les avoir mélangés avec le tissu du foie.

L'extraction des sucs digestifs ou des ferments qu'ils renferment présente des difficultés particulières. Il ne faut pas songer à effectuer la ligature des canaux des glandes pour adapter ensuite une canule, comme cela se pratique avec les glandes analogues des animaux supérieurs. Ces canaux sont en effet pour la plupart d'une petitesse extrême et, en raison de leur facile contractilité, une pareille opération n'amènerait aucun résultat. On l'a tentée pourtant sur les canaux hépatiques du Poulpe, qui sont les plus grands de tous ceux des Céphalopodes (les Calmars peut-être exceptés), et l'essai a été suivi de succès. On en parlera plus loin avec détails.

On a proposé, pour trancher ces difficultés, des procédés qui ne sont pas à l'abri de toute critique. Néanmoins, comme ce sont les seuls, et qu'il paraît douteux qu'on en puisse imaginer d'autres, il n'y a pas lieu de choisir. La connaissance de tous les points faibles d'une recherche suffit d'ailleurs généralement à éviter l'erreur.

Ainsi on peut remplacer le suc de la glande par le liquide obtenu en filtrant une macération du tissu de cette glande avec de l'eau. Si ce liquide transforme l'amidon en sucre, c'est que la glande produit un ferment diastasique. Cependant, comme l'a déjà fait remarquer Claude Bernard[1], cette propriété de donner une infusion capable d'agir sur l'empois d'amidon ne caractérise pas uniquement ces sortes de glandes; « elle appartient à beaucoup d'autres glandes et à tous les tissus muqueux en général ». Il convient de tenir compte, pour émettre une conclusion, de la rapidité de l'action du liquide et de la quantité d'amidon saccharifié. La transformation à laquelle donnent lieu les tissus muqueux est toujours faible et longue à se produire.

Une deuxième manière d'étudier les propriétés d'un suc digestif consiste à rechercher le ferment dans la glande et à l'extraire quand il existe. On s'appuie pour cela sur ce que l'alcool le précipite de ses dissolutions aqueuses sans le détruire. On découpe donc la glande immédiatement après son extraction de l'animal vivant, on l'écrase et on l'additionne de 8 à 10 volumes d'alcool à 90 degrés. On laisse déposer, on décante, on jette sur un filtre et on lave le produit par de l'alcool à 90 degrés jusqu'à ce que celui-ci passe sans retenir aucun produit

[1] I.

en dissolution. Ce qui reste sur le filtre renferme le ferment ainsi que d'autres matières albuminoïdes solubles dans l'eau, mais qui pour la plupart sont coagulées et rendues définitivement insolubles. On dessèche dans un fort courant d'air ou dans le vide ; on pulvérise et on met la poudre à macérer dans deux fois son poids d'eau distillée. La solution aqueuse décantée est filtrée. On traite le résidu par de nouvelle eau et l'on jette le tout sur le filtre. On obtient ainsi un liquide tenant le ferment en dissolution. On l'additionne d'alcool à 90 degrés. Il se fait un précipité qu'on laisse déposer. On décante l'alcool, on en ajoute de nouveau, etc. Après deux ou trois décantations, suivant l'importance du précipité, on jette sur un filtre sans pli et on lave à l'alcool absolu. En dernier lieu on sèche dans un courant d'air ou dans le vide ; on pulvérise et l'on conserve dans un flacon sec et bien bouché.

Ce procédé est à peu près celui qu'employait Mialhe [1] pour la préparation de la ptyaline. Une dernière précipitation par l'alcool donne un produit plus pur, et un dernier lavage à l'alcool absolu permet de dessécher complètement le produit en quelques heures.

Claude Bernard [2] a fait, relativement à l'emploi de ce procédé d'extraction du ferment des glandes, des observations qui lui enlèvent singulièrement de sa valeur. Il a découvert que tous les tissus muqueux peuvent acquérir, lorsqu'on les a fait macérer dans l'alcool, la propriété de transformer l'amidon en sucre. Le procédé ne peut donc être mis en pratique que dans l'extraction du ferment d'un liquide. Nous l'avons cependant employé parallèlement à celui qui a été exposé en premier lieu et les résultats ont toujours été identiques : positifs ou négatifs suivant les glandes.

Un troisième mode d'extraction, qui n'est qu'une modification du précédent, consiste à faire intervenir la glycérine comme dissolvant du ferment et à précipiter ensuite celui-ci par l'alcool. Ce procédé est de Wittich [3]. On peut lui opposer les mêmes critiques qu'à celui de Mialhe.

On voit par ce qui précède que le premier procédé est encore celui qui présente le plus de garanties. Les deux autres ne permettent de conclusions que lorsque le résultat est négatif : dans le cas contraire, il est difficile d'affirmer si le ferment est une sécrétion habituelle de

[1] XVI.
[2] I.
[3] XVII.

la glande ou si le traitement lui a donné naissance. Il faudrait pourtant y avoir recours si la glande examinée renfermait normalement du sucre ; on ne pourrait pas en effet effectuer autrement la séparation du ferment de ce dernier corps et l'on comprend que cette séparation doit être faite avant de rechercher si on a affaire à une glande douée de la propriété saccharifiante. Ajoutons immédiatement que nous n'avons jamais trouvé de sucre dans les glandes digestives, ce qui nous a épargné les complications que nous venons de signaler.

LES GLANDES DIGESTIVES DES CÉPHALOPODES SÉCRÈTENT-ELLES UN FERMENT SUSCEPTIBLE DE SACCHARIFIER L'AMIDON BRUT ?

Nous avons employé, pour résoudre cette question, la fécule de pomme de terre, de préférence aux divers amidons du commerce, par cette raison que cette fécule est préparée industriellement avec le secours de l'eau seulement, sans l'intermédiaire d'aucun agent chimique. Elle présente pourtant un inconvénient : c'est d'être toujours accompagnée de glucose. Pour s'en assurer, il suffit d'en prendre une petite quantité, de la délayer dans l'eau, de jeter sur un filtre et d'essayer la liqueur filtrée par le réactif cupro-potassique. Il se produit soit sur-le-champ, soit après quelque temps de repos, un précipité rouge de sous-oxyde de cuivre. On fait d'ailleurs disparaître facilement cet inconvénient en lavant la fécule jusqu'à ce que l'eau de lavage traitée par la liqueur cupro-potassique ne donne plus de précipité. Le produit desséché dans un courant d'air se conserve ensuite indéfiniment. On peut même délayer la fécule ainsi purifiée dans l'eau froide et constater qu'après cinq ou six jours il ne s'est pas encore formé trace de sucre.

Ces précautions ne suffisent pas encore. Il faut, lorsqu'on recherche si la fécule a été attaquée par les sucs digestifs, tenir compte de certaines particularités importantes :

1° Relativement à l'essai par la teinture d'iode. On sait que ce réactif colore en bleu l'amidon et ne donne plus de coloration lorsque l'amidon est saccharifié. Or, lorsqu'on ajoute de la teinture d'iode à un mélange de fécule brute et de liquide provenant de la trituration du foie d'un Céphalopode avec l'eau, les premières gouttes ne produisent aucune coloration ; en sorte que si l'on s'en tenait à cette indication, on conclurait à la transformation de la fécule, alors que, comme on peut s'en assurer au microscope, les grains sont intacts.

2° Relativement à la recherche du sucre. Le foie des Céphalopodes, comme cela a été établi par Krukenberg, renferme un ferment peptique. Ce ferment, après la trituration du foie, se trouve en dissolution avec diverses matières albuminoïdes qu'il ne tarde pas à transformer en peptones. Ces peptones donnent avec la liqueur cupro-potassique une coloration violette très intense en présence de laquelle il est difficile d'affirmer s'il y a réduction. Au reste, les ferments solubles, l'émulsine en particulier, donnent lieu avec la liqueur cupro-potassique à une réaction semblable. Voici le procédé auquel nous nous sommes arrêté pour éviter cette coloration.

Le mélange de fécule et de liquide hépatique est additionné de 4 volumes d'alcool à 90 degrés. On laisse reposer et l'on filtre. On évapore au bain-marie le liquide alcoolique ; on reprend par l'eau, on filtre et l'on essaye le liquide filtré. En traitant par l'alcool, on élimine la majeure partie des peptones ; en évaporant à 100 on précipite une matière albuminoïde que l'eau ne redissout pas.

Malgré ce traitement, on n'arrive pas toujours à éviter complètement la coloration. Certaines peptones, en effet, sont solubles en petites proportions dans l'alcool même concentré. Aussi avons-nous dû recourir dans plusieurs cas douteux à la fermentation alcoolique.

En résumé, lorsqu'au microscope les grains nous ont paru être restés intacts, lorsque la teinture d'iode ajoutée en quantité suffisante nous a donné la coloration bleue caractéristique, lorsque la liqueur cupro-potassique n'a pas été réduite, ou, cette réduction étant douteuse, quand la levure de bière n'a déterminé aucune fermentation, nous avons conclu à la non-existence d'un ferment capable d'agir sur la fécule brute. Voici maintenant le détail des expériences.

1° Recherches faites sur un Poulpe (25 août; température 15-20 degrés). — *Glandes salivaires supérieures*. — Le liquide obtenu en triturant la glande avec l'eau est limpide, non visqueux. On le mélange avec de l'amidon. On en fait deux portions que l'on met chacune dans un petit tube fermé par un bout. Après vingt-quatre heures, le contenu de l'un des tubes est traité comme il a été dit pour la recherche du sucre. Pas de réduction, pas de coloration.

Après quarante-huit heures, le contenu du deuxième tube est traité de la même manière. Même résultat.

Glandes salivaires inférieures. — Le liquide résultant du traitement de la glande par l'eau est incolore, mais très visqueux, même après qu'on l'a étendu d'eau. On le partage également en deux parties après l'avoir mélangé avec de la fécule. On constate, après vingt-quatre heures et aussi après quarante-huit heures, que l'amidon n'est pas transformé. A ce moment le mélange répand une odeur sulfureuse.

Foie. — Le liquide obtenu avec la substance du foie est jaune foncé tirant sur le brun, trouble ; mélangé avec des grains de fécule, il fournit, après vingt-quatre heures comme après quarante-huit heures, un extrait alcoolique donnant avec la liqueur cupro-potassique une coloration violette, intense, due sans doute aux peptones dont nous avons expliqué plus haut la formation et suffisante pour masquer toute action réductrice. Il n'y a donc aucune conclusion à tirer de ce résultat.

Liquide hépatique. — Avant de procéder à l'opération précédente, et immédiatement après avoir ouvert l'animal vivant, on avait lié le deux canaux biliaires à leur entrée dans l'intestin spiral. Ensuite on avait enlevé le foie en y laissant attachés les canaux et l'intestin en question pour le suspendre durant environ un quart d'heure. Dans ces conditions les deux canaux se sont remplis d'un liquide brun renfermant de petites granulations brunes. Il ne nous paraît pas que ce liquide doive être considéré comme le liquide hépatique normal, au moins tel qu'il est au moment de la digestion de l'animal. Le Poulpe sur lequel nous expérimentions était à jeun. Ce point sera d'ailleurs examiné plus loin.

Quoi qu'il en soit, ce liquide est additionné de fécule. Après vingt-quatre heures, le traitement ordinaire ne révèle aucune formation de sucre. Il ne se produit pas non plus de coloration violette par la liqueur cupro-potassique, ce qui semble confirmer ce que nous avons avancé précédemment, à savoir : que cette coloration est bien due à des peptones fabriquées par le ferment peptique du foie agissant sur des matières albuminoïdes de cet organe.

Pancréas. — On détache avec précaution une portion du tissu du pancréas en ayant soin de ne pas aller profondément pour ne pas s'exposer à prendre en même temps quelque partie du foie. Le liquide extrait de ce tissu ne donne lieu à aucun changement de l'amidon, ni après vingt-quatre, ni après quarante-huit heures.

2° RECHERCHES FAITES SUR UN DEUXIÈME POULPE (30 août ; température 15-20 degrés). — Les glandes salivaires, le pancréas, donnent les mêmes résultats que ceux qui sont indiqués ci-dessus ; c'est pourquoi nous n'insistons pas. Pour ce qui est du foie, on achève l'opération de la façon suivante. — On reprend l'extrait alcoolique par l'eau, on porte à l'ébullition, il se fait un léger précipité que l'on sépare par filtration. On essaye alors le liquide : 1° avec la liqueur cupro-potassique ; il ne se produit qu'une coloration violette très faible et pas de précipité de sous-oxyde de cuivre; 2° par la fermentation. Pour cela, on met dans un tube fermé par un bout la liqueur aqueuse avec de la levure de bière, préalablement lavée sur un filtre. A ce tube est adapté un bouchon que traverse un petit tube en verre recourbé. Celui-ci se rend directement dans un petit flacon contenant de l'eau de chaux. S'il se dégage de l'acide carbonique, cet acide, en traversant l'eau de chaux, donnera un précipité de carbonate. Après quarante-huit heures, à une température de 22 degrés, il ne s'est encore produit aucun précipité : il n'y a donc pas de sucre dans le liquide essayé. Un second appareil, monté comme le précédent, mais dans lequel on ajoute à la levure de bière quelques centigrammes de sucre interverti, présente, au contraire, déjà après vingt-quatre heures un précipité très apparent de carbonate de chaux.

Nous ne relatons pas les autres recherches que nous avons faites avec des Poulpes à jeun ou en digestion, parce qu'elles ont toujours conduit aux mêmes résultats. Pour la même raison, nous passerons très rapidement sur les faits que nous avons observés chez la Sèche et le Calmar.

3° Recherches faites sur une Sèche (26 août; température 15-20 degrés).— Les glandes salivaires uniques de la Sèche fournissent par trituration avec l'eau un liquide encore plus visqueux que celui qu'on obtient dans les mêmes conditions avec les glandes salivaires du Poulpe ; aussi est-on obligé de passer à travers un linge fin, la filtration étant impossible. Il ne se produit pas d'ailleurs de transformation de l'amidon, non plus qu'avec le foie et le pancréas. Ce dernier organe étant ici plus facile à séparer, il y avait intérêt à l'essayer particulièrement.

4° Recherches faites sur un Calmar. — Le contenu de l'estomac d'un Calmar mort depuis quatre ou cinq heures est filtré, puis additionné d'amidon. Celui-ci n'est pas attaqué pendant les vingt-quatre heures que dure l'expérience.

Ainsi, aucune des diverses glandes digestives du Poulpe, de la

Sèche et très probablement du Calmar ne renferme de ferment capable d'agir à la température ordinaire sur la fécule de pomme de terre brute. Il était intéressant de voir si, en élevant quelque peu la température, sans trop se rapprocher toutefois de celle à laquelle la fécule se transforme en empois, on pouvait déterminer la saccharification totale ou partielle de cette fécule.

Nous avons adopté, pour résoudre la question, une marche un peu différente de ce qui précède, et nous n'avons cru utile de faire d'essais que relativement au foie. On a vu, dans le chapitre précédent, comment on extrait d'une glande le ferment diastasique ou plutôt un mélange de divers ferments et de certaines matières albuminoïdes ; c'est sur ce mélange uniquement que nous avons opéré.

Qu'il provienne du foie du Poulpe ou de celui de la Sèche, il donne une solution presque inodore, légèrement ambrée, claire, quoique un peu visqueuse. Cette solution additionnée de fécule est maintenue dans une étuve à la température de 35 degrés. Un tube renfermant de l'eau et de la fécule est placé dans les mêmes conditions. Après vingt-quatre heures, on essaye les deux produits d'après le procédé ordinaire. Il n'y a aucune trace de sucre, ni dans le tube témoin, ni dans le tube contenant le ferment.

LES GLANDES DIGESTIVES DES CÉPHALOPODES PRODUISENT-ELLES UN FERMENT SUSCEPTIBLE DE SACCHARIFIER L'AMIDON HYDRATÉ ?

Pour avoir de l'amidon hydraté tout à fait exempt de sucre, on prend de la fécule purifiée : 5 grammes, qu'on délaye dans 20 centimètres cubes d'eau froide. On ajoute assez rapidement au mélange, en agitant convenablement, 280 grammes d'eau bouillante. La température extérieure étant de 18 degrés, celle du liquide à la fin de l'opération ne dépasse jamais 76 ou 77 degrés. On obtient ainsi un produit très liquide, que l'on peut prendre avec une pipette, et qui, dès lors, se prête bien à l'expérimentation. Il ne donne aucune réduction de l'oxyde de cuivre. Si on l'examine au microscope, on aperçoit encore tous les grains, seulement gonflés par suite de l'absorption de l'eau.

En s'arrangeant de façon à ce qu'après refroidissement l'empois occupe un volume déterminé, 300 centimètres cubes par exemple, il devient propre à faire des recherches quantitatives d'une précision suffisante. On atteint ce résultat en marquant dans un vase à précipiter l'endroit où affleurent 300 grammes d'eau à 77 degrés, et en additionnant l'empois d'eau à cette température jusqu'à ce qu'il occupe le volume ainsi déterminé.

En traitant la fécule comme dans la préparation ordinaire de l'empois, c'est-à-dire en la chauffant après l'avoir délayée dans l'eau froide jusqu'à l'ébullition, il se fait toujours un sucre réducteur, sans doute parce que certaines portions en contact avec le vase sont portées à une température élevée. — On ne peut d'ailleurs conserver longtemps sans altération l'amidon hydraté. Après cinq jours, il commence à réduire, et la réduction va ensuite en s'accroissant. Il convient donc d'en préparer toujours au moment du besoin et de ne faire aucune expérience durant au-delà de quatre ou cinq jours. Une bonne précaution consiste à mettre de côté une portion du liquide amylacé et à en faire l'essai en même temps que l'on fait celui du produit en expérimentation. Si le liquide témoin renferme du sucre, l'opération est à recommencer.

1° RECHERCHES. — POULPE (30 août; température 15-20 degrés). — *Glandes salivaires.* — Le liquide provenant de la macération des glandes salivaires inférieures ou supérieures d'un Poulpe est additionné de fécule hydratée. Après vingt-quatre heures, l'essai, fait suivant les procédés qui ont été décrits dans le chapitre précédent, n'a donné aucune réduction.

Foie. — Une partie du foie a été traitée de même. On a préparé deux tubes avec un mélange de liquide hépatique et d'amidon hydraté, l'un pour être essayé après vingt-quatre heures, l'autre pour l'être après quarante-huit heures. Dans les deux cas on a eu le même résultat. Le liquide provenant des traitements par l'alcool a donné, avec la liqueur cupro-potassique, un précipité jaune. Les conditions de formation et l'aspect de ce précipité rappellent ce qui se passe avec certaines urines diabétiques qui ne laissent pas que d'être embarrassantes. Tandis que le malade se présente avec tous les caractères d'un glycosurique, son urine ne donne lieu au polarimètre qu'à une déviation très faible, et si on la traite à l'ébullition, par la liqueur cupro-potassique, elle reste d'abord limpide, puis tout à coup il se fait un précipité jaune clair dans toute la masse. — Nous ne voulons faire ici qu'un simple rapprochement ; car nous avons considéré, bien que nous nous soyons assuré que le précipité jaune renfermait du cuivre, que l'expérience n'était pas concluante.

Pancréas. — On a séparé soigneusement une portion du tissu pancréatique, on l'a fait macérer avec de l'eau, et le liquide filtré a été abandonné avec un peu d'empois d'amidon pendant vingt-quatre heures ; après quoi l'essai, fait dans les conditions ordinaires, a donné naissance à un précipité très net d'oxydule de cuivre. Il y avait donc eu formation de sucre.

Deuxièmes recherches. — Poulpe (8 septembre; température, 15-20 degrés). — Dans cette seconde série de recherches, on s'est attaché non seulement à voir s'il y avait eu formation de sucre, mais encore à constater à la fin de l'expérience l'action de la teinture d'iode sur l'amidon traité.

Les glandes salivaires supérieures ou inférieures n'ont donné lieu à aucune transformation, et au moment de la recherche du sucre, c'est-à-dire après vingt-quatre heures, la teinture d'iode colorait encore en bleu le mélange.

Avec le foie et le pancréas la réduction de l'oxyde de cuivre a été très nette et le mélange ne se colorait plus par l'iode.

Troisièmes recherches. — Poulpe en digestion (20 septembre; 15-18 degrés). — *Glandes salivaires.* — Pas d'action.

Foie. — A peine le mélange du liquide hépatique a-t-il été fait avec l'amidon, que l'iode n'a plus donné lieu à aucune coloration, sauf sur quelques particules. Le lendemain réduction très nette.

Intestin spiral.— On s'est d'abord assuré que le contenu de l'intestin spiral ne renfermait pas de sucre. Pour cela, on en a évaporé une portion au bain-marie, on a repris le résidu par l'alcool, et on a soumis à l'essai le liquide alcoolique. Le reste, après filtration, a été additionné d'empois d'amidon. Le lendemain il s'était fait une quantité notable de sucre.

Afin de voir si un autre liquide renfermant des matières albuminoïdes ne pouvait pas donner lieu à une saccharification de l'amidon, on a mis ensemble du sang de Poulpe et de l'amidon. Il ne s'est pas produit trace de sucre.

Il était indispensable de s'assurer si l'on obtiendrait avec un autre Céphalopode des résultats identiques aux précédents.

Le 9 septembre, une Sèche à jeun est sacrifiée.

Le liquide salivaire ne produit aucune action.

Avec le liquide hépatique, on n'obtient qu'une réduction très faible. Avec le pancréas au contraire, la réduction est nette et l'action de l'iode nulle à la fin de l'expérience.

Deux autres Sèches à jeun nous donnent, le 12 et le 17, des résultats semblables.

On sacrifie alors des Sèches en digestion. Les résultats sont beaucoup plus nets et un peu différents. Les liquides salivaires sont toujours inactifs ; mais le liquide hépatique, de même que le liquide pancréatique, se montre éminemment propre à transformer l'amidon en sucre. Cette transformation, ou plutôt le commencement de cette transformation, est si rapide, que, dès après le mélange des liquides et de l'amidon, celui-ci a déjà perdu la propriété d'être coloré en bleu par l'iode.

On voit par les faits qui viennent d'être exposés que, si la propriété de transformer l'amidon hydraté en sucre appartient sans conteste aux liquides provenant de deux organes : le foie et le pancréas, les expériences indiquent pour les différents individus étudiés de notables variations dans la puissance saccharifiante de ces mêmes organes. Ces différences doivent être attribuées à l'état de digestion des animaux en expérimentation. Si l'animal est à jeun, la saccharification est faible. Il semble, ce qui est naturel, qu'il y ait arrêt dans la sécrétion des sucs digestifs. Au contraire, si l'animal vient de prendre sa nourriture, l'action est rapide, considérable.

Voici, en dernier lieu, une observation qui nous paraît concluante. Un Poulpe conservé dans le parc de Roscoff dans des conditions qui ont été indiquées précédemment, fut trouvé, une demi-heure environ après qu'on lui avait donné des Crabes, en train de manger l'un de ceux-ci. On le rapporta, ainsi que les restes de son repas, au laboratoire, où l'animal et sa proie furent mis dans un aquarium. Le Poulpe reprit immédiatement son repas interrompu, sans paraître autrement contrarié de son changement de domicile. Au reste, on ne voit rien de ce qui se passe. Le Poulpe entoure le Crabe de ses tentacules, et il aspire sa nourriture sans mouvement extérieur d'aucune sorte. Sous ce rapport, Poulpes et Sèches se conduisent de même.

Après trois quarts d'heure l'animal fut sacrifié. Le jabot était plein, ainsi que l'estomac. Les deux canaux hépatiques furent liés immédiatement et sur l'animal vivant au niveau même de leur entrée dans l'intestin spiral. Au bout de dix minutes, les deux canaux furent percés et le liquide qu'ils contenaient recueilli dans un verre de montre. On en obtint environ dix gouttes. C'est un liquide tout à fait incolore, limpide, très peu filant, rappelant la salive mixte après filtration. Il est donc bien différent de ce liquide brunâtre rempli de petites granulations, qui ne tarde pas à descendre dans les canaux hépatiques et même dans l'intestin spiral lorsqu'on suspend le foie frais d'un Poulpe à jeun avec ces derniers organes (voir p. 18). Il est probable que c'est ce dernier liquide que Cuvier décrit lorsqu'il dit que la bile du Poulpe « est un liquide jaune orangé »[1].

Quoi qu'il en soit, on a ajouté à ce liquide 5 centimètres cubes d'empois. Aussitôt le mélange fait, l'iode ne donnait plus de coloration, et l'examen microscopique démontrait que les grains d'amidon, très visibles et seulement gonflés avant l'addition de la bile, avaient disparu. Le lendemain il y avait transformation manifeste de l'amidon en sucre.

Cette dernière expérience démontre d'une façon péremptoire que le foie ou le pancréas, ou tous les deux — car ces deux organes possèdent les deux mêmes canaux excréteurs — donnent naissance à un ferment capable de transformer, et cela aussi rapidement que le fait la salive, l'amidon en sucre. On reviendra plus loin sur l'interprétation qu'il faut donner à tous ces résultats.

Les ferments extraits des glandes, soit par l'alcool simplement, soit par la glycérine et l'alcool, ne se conduisent pas tout d'abord avec l'amidon hydraté comme le liquide sécrété naturellement, bien qu'en fait le sens de l'action et le résultat auquel elle mène soient identiques. Peut-être le ferment n'a-t-il pas toute sa puissance au moment de sa dissolution dans l'eau ? Son action ne se produit pas par une disparition immédiate de la propriété qu'a l'amidon de se colorer en bleu avec l'iode. Cette propriété persiste même plusieurs heures. Ainsi avec 20 centigrammes de ferment hépatique du Poulpe et 10 centimètres cubes de liquide amylacé, l'iode donnait encore une teinte violette après quatre heures de contact. Au bout de vingt-quatre heures la coloration était seulement jaune. C'est, comme l'on sait, la teinte correspondant à l'une des dernières dextrines produites dans l'action de la diastase sur l'amidon hydraté. L'essai à la liqueur cupro-potassique indiquait d'ailleurs à ce moment qu'il y avait beaucoup de sucre réducteur de formé.

Des essais analogues ont été faits à l'aide des ferments obtenus avec le foie de la Sèche, le pancréas du Poulpe et celui de la Sèche.

[1] XV.

Les résultats ont été conformes à ceux qu'avaient donnés les glandes elles-mêmes.

LES SUCS DIGESTIFS DES CÉPHALOPODES EXERCENT-ILS UNE ACTION SUR LES MATIÈRES SUCRÉES SACCHAROSE, SALICINE, INULINE ?

Les physiologistes sont loin d'être d'accord relativement à l'action des diastases salivaire et pancréatique des animaux supérieurs sur ces différents corps. Peut-être cela provient-il de ce que quelques-uns d'entre eux ont expérimenté sans se préoccuper de la pureté des corps qu'ils ont employés. On éprouve d'ailleurs des difficultés à en effectuer la purification. Ainsi il est particulièrement difficile de préparer du saccharose pur. Il est inutile de songer à purifier le sucre en pain du commerce ; du sucre pulvérisé, lavé un grand nombre de fois à l'alcool à 90 degrés, et en dernier lieu avec l'alcool absolu, réduit encore notablement la liqueur cupro-potassique. D'autre part, le sirop de sucre, même très cuit, ne précipite pas par l'alcool absolu, bien que le sucre soit fort peu soluble dans ce dernier véhicule. Il y a sans doute sursaturation.

Voici le procédé que nous avons suivi. Il nous a été donné par M. le professeur Jungfleisch. On commence par laver avec de l'alcool du sucre en petits cristaux, tel qu'on l'obtient aujourd'hui directement dans les sucreries. On l'essore ensuite à la turbine ou par une aspiration énergique à la trompe. Dans cette première opération on enlève la plus grande partie du glucose qui souille le sucre. On en met un excès dans un ballon avec de l'alcool à 60 degrés, on fait bouillir et on maintient à l'ébullition jusqu'à saturation. On met alors la solution décantée ou filtrée chaude dans un vase à large ouverture et on la porte sous une cloche à vide en compagnie de chaux caustique. — Peu à peu l'eau de la solution est absorbée par la chaux ; le titre de l'alcool s'élève et la sursaturation s'accroît. Au bout d'un ou deux jours, on refroidit le vase à une température se rapprochant de zéro, on ajoute quelques cristaux de sucre, on agite et on détermine en général la précipitation du sucre. Celui-ci est lavé à l'alcool à 90 degrés, puis à l'alcool absolu. On peut alors le regarder comme pur, bien qu'il produise encore une légère réduction lorsqu'on en fait une solution concentrée et qu'on en ajoute une grande quantité à de la liqueur cupro-potassique que l'on maintient quelques minutes à l'ébullition.

On a fait avec ce sucre et à froid une solution au trentième. On a disposé trois tubes à essai de 10 à 15 centimètres de haut dans chacun desquels on a mis d'abord 10 centimètres cubes de solution sucrée. On a ajouté dans l'un du liquide extrait des glandes salivaires, dans le deuxième, du suc hépatique, et dans le troisième, du liquide provenant des glandes pancréatiques. Après vingt-quatre heures, la température étant de 18 degrés, aucun des liquides ne réduisit la liqueur cupro-potassique. Les sucs digestifs des Céphalopodes ne produisent donc pas l'interversion. Nous avons obtenu le même résultat négatif en ajoutant à une solution sucrée du ferment extrait par l'alcool.

Nous avons répété ces essais en portant les mélanges à l'étuve, la température de celle-ci étant maintenue entre 35 et 40 degrés. Même après un séjour de douze heures à cette température, le saccharose n'est pas interverti. Il se fait bien avec la liqueur cupro-potassique une trace presque imperceptible de sous-oxyde ; mais cette formation d'une si faible quantité de glucose peut bien être attribuée à l'action seule de l'eau. En produisant d'ailleurs l'interversion du saccharose par le moyen du ferment inversif obtenu avec la levure de bière, il est facile de se convaincre que cette interversion n'a aucun rapport avec la formation en quelque sorte spontanée d'une trace aussi faible de sucre réducteur.

Ce qui nous a engagé à essayer la diastase des Céphalopodes sur la salicine, c'est la croyance où l'on est, d'après Städeler [1], que la salive des animaux supérieurs dédouble la salicine. Il n'en est rien, comme on le verra plus loin. La salicine du commerce est presque complètement pure. Une simple cristallisation à l'eau distillée bouillante donne un produit sans la moindre action réductrice sur la liqueur cupro-potassique. C'est avec cette salicine que nous avons procédé à nos recherches. On a fait une solution au centième. On a mis 10 centimètres cubes de cette solution dans des tubes à essai. On a ajouté dans l'un 10 centigrammes de ferment extrait du foie de Poulpe ; dans un autre, 10 centigrammes de ferment provenant du foie de Sèche, et dans un troisième, quelques centigrammes de ferment extrait du pancréas de la Sèche. Dans un quatrième on a mis 5 centigrammes d'émulsine, afin de bien distinguer l'action si nette

[1] IV.

d'un ferment de celle que produit quelquefois l'eau seule même à la température ordinaire. Après vingt-quatre heures d'attente, l'examen des tubes a démontré que dans les trois premiers la salicine était intacte. Pas de réduction avec la liqueur cupro-potassique. Au contraire, dans le quatrième tube, le dédoublement de la salicine était complet : après avoir précipité par l'alcool l'émulsine, qui, par la coloration violette qu'elle donne avec la liqueur cupro-potassique, eût empêché tout dosage, on a recherché la quantité de sucre produit. Le chiffre qu'on a trouvé répondait à la quantité théorique :

$$C^{12} H^{10} O^{10} C^{14} H^{8} O^{4} + H^{2} O^{2} = C^{12} H^{12} O^{12} + C^{14} H^{8} O^{4}.$$

Le dédoublement de la salicine en glucose et alcool salicylique par l'émulsine est donc absolument net.

Les mêmes essais, répétés à une température comprise entre 35 et 40 degrés, n'ont pas donné lieu, pour les organes qui nous occupent, à plus de dédoublement.

On sait que l'*inuline*, corps auquel on donne pour formule un multiple de $C^{12} H^{10} O^{10}$, est une sorte de matière amylacée qui se dissout à peine dans l'eau froide, est fort soluble dans l'eau chaude et ne se précipite de cette dissolution qu'au bout d'un temps très long. L'acide sulfurique très étendu la transforme rapidement en lévulose. La diastase n'agit pas sur elle, et cependant l'inuline est dissoute dans l'estomac. Il était donc intéressant de voir ce qui se passerait avec les sucs digestifs des Céphalopodes. L'inuline a par elle-même une action réductrice sur la liqueur cupro-potassique, mais ne subit pas la fermentation. On pourrait donc avoir recours à cette dernière opération pour rechercher si elle est transformée. Nous avons cependant préféré la méthode à la liqueur cupro-potassique.

On a fait avec de l'eau bouillante une solution d'inuline de topinambourg renfermant 2 grammes pour 60 à 70 centimètres cubes. On a laissé refroidir et l'on a ajouté de l'eau de manière à faire 100 centimètres cubes. La solution était donc à 2 pour 100. En examinant le pouvoir réducteur de cette solution, nous avons trouvé que 5 centimètres cubes de liqueur cupro-potassique normale étaient décolorés par 26 centimètres cubes [1]. En représentant par 100 le pouvoir réducteur de l'inuline transformé en lévulose, on trouve, en faisant un calcul que nous ne reproduisons pas ici, que le pouvoir réducteur de l'inuline en expérience est seulement de 5. Cela revient à dire que l'inuline transformée en lévulose décolore vingt fois plus de liqueur cupro-potassique. Il suffisait par conséquent pour s'assurer si l'inuline est ou n'est pas transformée en lévulose par un ferment, de rechercher après l'action de celui-ci si le pouvoir réducteur avait augmenté.

On a donc mis dans différents tubes 10 centimètres cubes de la solution d'inuline, et des solutions représentant les différents sucs des animaux en expérience. Le pouvoir réducteur n'a augmenté dans aucun cas.

En résumé donc nous n'avons constaté d'action de la part des sucs digestifs des Céphalopodes, ni sur le saccharose, ni sur la salicine, ni sur l'inuline.

LA DIASTASE DES CÉPHALOPODES DOIT-ELLE ÊTRE CONSIDÉRÉE COMME IDENTIQUE AUX DIASTASES SALIVAIRE ET PANCRÉATIQUE DES ANIMAUX SUPÉRIEURS ?

A ne considérer que les opinions émises par les divers auteurs sur les propriétés de la diastase animale, on est fort embarrassé pour répondre à cette question. On est même tenté d'admettre, comme nous l'admettions tout d'abord, que la diastase des Céphalopodes est une diastase particulière. En effet, si Hoppe-Seyler[1], si Gorup-Besanez[2], si d'autres physiologistes et chimistes affirment que la salive n'a aucune action sur le sucre de canne, quelques-uns au contraire, M. Ch. Richet[3] entre autres, affirment que le sucre de canne est rapidement transformé en glucose. D'autre part, d'après Städeler[4], cité par Milne-Edwards[5], la diastase animale aurait la propriété de déterminer le dédoublement de la salicine en glucose et saligénine. L'auteur fait même de cette propriété la caractéristique de la diastase animale relativement à la diastase végétale qui ne la possède pas.

Qu'y a-t-il de vrai dans ces assertions ? C'est ce que nous avons d'abord cherché à savoir avant d'émettre une conclusion.

Pour le sucre de canne, nous nous sommes servi de sucre pur préparé d'après la méthode indiquée dans le chapitre précédent. On a fait à froid une solution renfermant 2 grammes de sucre pour 100 centimètres cubes. On a mélangé : 1° 1 centimètre cube de salive

[1] XVIII.
[2] XIX.
[3] XX.
[4] IV.
[5] XXI.

filtrée, 10 centimètres cubes de solution = 20 centigrammes de sucre ; 2° 2 centimètres cubes de salive filtrée, 10 centimètres cubes de solution ; 3° 3 centimètres cubes de salive filtrée, 10 centimètres cubes de solution.

Après vingt-quatre heures de contact à la température ordinaire, ces trois mélanges ont été essayés à la liqueur cupro-potassique. Il ne s'est fait aucune réduction. Il n'y avait donc pas eu d'interversion.

Trois autres mélanges faits de la même façon ont été maintenus à la température de 40 degrés pendant trois heures, puis abandonnés à la température ordinaire pendant quarante-huit heures. Au bout de ce temps on n'obtint qu'une réduction très faible, à peine perceptible avec la totalité de chaque mélange. Dix centimètres cubes de solution sucrée, conservés dans les mêmes conditions, sans addition de salive, donnèrent d'ailleurs une réduction identique. L'erreur dans laquelle semble être tombé M. Richet s'expliquerait peut-être par ce fait qu'il s'est servi de sucre candi. Ce sucre, surtout quand il est en gros cristaux, renferme une proportion notable de glucose. Le sucre en grains lui-même, tel qu'on l'expédie aux raffineries et qui est réputé comme le plus pur est souvent souillé de quantités appréciables de sucre réducteur. Un échantillon que nous avons eu entre les mains nous a donné, après lavage à l'alcool, une proportion de près de 2 grammes de glucose par kilogramme. Il était donc indispensable avant de rechercher si la salive peut intervertir le sucre de canne, de purifier celui-ci ; ou bien il fallait faire la recherche quantitativement.

Pour ce qui est de la salicine, on a mis dans un tube à essai 10 centigrammes de ce corps et 10 centimètres cubes d'eau. On a ajouté 2 centimètres cubes de salive. Après vingt-quatre heures aucun dédoublement ne s'était produit On a fait un essai analogue en maintenant d'abord le liquide pendant trois heures à 40 degrés et l'abandonnant ensuite à la température ordinaire pendant vingt-quatre heures. On n'a pas davantage constaté de formation de sucre.

Enfin, en troisième lieu, nous avons vérifié ce fait, admis d'ailleurs par les physiologistes, que l'inuline n'est pas changée en lévulose par la salive.

Ainsi donc, la diastase salivaire, pas plus que la diastase des Cé-

[1] Cette proportion varie avec l'époque de la fabrication.

phalopodes, pas plus que la diastase végétale, n'agit sur le saccharose, la salicine, l'inuline. Ces diastases doivent par conséquent être regardées sous ce rapport comme possédant les mêmes propriétés.

En réalité, les corps sur lesquels leur action est certaine sont : l'amidon, le glycogène et la dextrine. Mais, si le sens de l'action est le même pour chacun de ces ferments, les résultats qu'elle produit sont-ils identiques ? Autrement, une des trois matières fermentescibles étant donnée, chacune des diastases mises en rapport avec elle dans les mêmes conditions, mène-t-elle aux mêmes transformations? En un mot, le mécanisme de la fermentation peut-il différer avec la diastase?

Il est bien établi depuis longtemps que le produit final de l'action des acides dilués sur l'amidon est du glucose. Kirschoff l'avait montré en 1811 en même temps qu'il annonçait qu'il se forme d'abord des corps intermédiaires de la famille des dextrines. Lors de la découverte de l'action de la salive sur l'amidon par Leuchs (1831), on admit par analogie que cette action est identique à celle des acides, et cette opinion s'est perpétuée jusque dans ces derniers temps. Dubrunfaut avait cependant fait voir, dès 1837, qu'il n'y a pas identité entre le glucose et le sucre qui se produit avec l'orge germé. Mais son opinion, émise indépendamment de la séparation de ce sucre qu'il appela *maltose*, fut contestée jusqu'à O'Sullivan. Ce dernier chimiste réussit à obtenir la maltose à l'état cristallisé ; il en établit les propriétés, très différentes de celles du glucose, et la découverte de Dubrunfaut fut par là mise hors de doute.

O'Sullivan s'était borné à l'étude de l'action de la diastase végétale, MM. Musculus et de Méring [1] entreprirent de rechercher celle de la diastase animale. Il y avait lieu de supposer que ce dernier ferment donnerait naissance au même sucre et aux mêmes transformations que le premier. C'est, en effet, la conclusion à laquelle les conduisirent les résultats de leurs recherches.

D'après ces expérimentateurs, la salive et le suc pancréatique fournissent avec l'amidon hydraté les mêmes produits de dédoublement que la diastase, à savoir : dextrines réductrices, maltose et glucose. Lorsque la salive a achevé son action sur l'empois d'amidon, le pouvoir réducteur se trouve être de 52, si l'on représente par 100

[1] III.

celui qu'aurait eu le même amidon transformé entièrement en glucose.

Le mélange renferme une quantité de glucose égale à environ 1 pour 100 de la fécule employée, et une proportion de maltose égale à 70 pour 100.

D'après O. Nasse, dont le travail parut à la même époque [1], les ferments salivaire et pancréatique ne produiraient pas de glucose. Il se formerait, sous leur influence, un sucre particulier, inconnu, auquel il donne le nom de *ptyalose*, différent de la maltose. Les ferments donneraient naissance en même temps à une dextrine non réductrice. En outre, le pouvoir réducteur de l'amidon n'arriverait pas au-delà de 45 ou de 47 sous l'influence de la salive.

L'existence de la ptyalose est aujourd'hui niée par tout le monde.

Seegen, de son côté [2], arrive à des résultats assez rapprochés de ceux de MM. Musculus et de Méring au point de vue du maltose, produit auquel il donne un nom particulier.

O'Sullivan, dans un mémoire postérieur à celui de MM. Musculus et de Méring [3], conteste quelques points de détail. D'après lui, 100 parties d'amidon fournissent 70,37 de maltose. Marker prétend qu'il s'en fait 80,9 pour 100, et Basswitz [4] annonce que la plus grande proportion qu'il ait pu obtenir est de 67 pour 100.

On peut encore lire sur ce sujet les mémoires de Herzfeld [5], d'Horace Brown [6].

On voit, en définitive, que tous les chimistes qui se sont occupés de rechercher les transformations que subit l'amidon sous l'influence des ferments diastasiques ne sont pas absolument d'accord, en sorte qu'il est permis de supposer qu'il reste encore quelques points à éclaircir de ce côté.

Nous ne pouvions nous arrêter, quant à nous, à chercher, à contrôler ces résultats, dans l'espoir de comparer plus facilement et avec plus de certitude l'action de nos ferments avec celle des ferments diastasiques connus. Nous sommes convaincu d'ailleurs,

[1] XXII.
[2] XXIV.
[3] XXIII.
[4] XXV.
[5] XXVI.
[6] XXVII.

comme nous l'exposerons plus loin, qu'il y a là des causes de variation inhérente aux propriétés de l'amidon, et par conséquent indépendantes de l'habileté de l'expérimentateur. En fait, pour qu'une comparaison puisse être établie, il faut que le point de comparaison soit fixe et non variable, autrement cela devient affaire d'impression, et chacun conclut suivant l'idée qui le mène. Il nous semble, à supposer que l'amidon ait un dédoublement fixe, connu ou inconnu, qu'on peut, sans se préoccuper de ce dédoublement, arriver à une comparaison à l'abri de toute critique, en opérant ainsi qu'il suit :

1° On traite pendant un excès de temps une même quantité d'amidon hydraté, d'un côté, par de la salive, de l'autre, par du ferment diastasique des Céphalopodes, — ces ferments étant en excès, — et l'on voit si l'on a communiqué à chacune des quantités d'amidon le même pouvoir réducteur ; 2° on répète les mêmes essais avec une dextrine purifiée convenablement [1].

Afin d'être à même de comparer les pouvoirs réducteurs entre eux, on les a toujours établis par rapport au pouvoir qu'on communique à un même poids d'amidon hydraté, en le soumettant à une ébullition suffisamment prolongée avec de l'acide sulfurique étendu, c'est-à-dire en le transformant en glucose.

Prenons une de nos expériences comme exemple pour fixer les idées.

On met dans un tube à essai 20 centimètres cubes d'empois récemment préparé et agité préalablement au prélèvement ; on ajoute 2 centimètres cubes de salive filtrée. On mélange et l'on abandonne pendant vingt-quatre heures à la température de 20 degrés. On en fait alors 100 centimètres cubes en y ajoutant de l'eau

[1] O'Sullivan et les chimistes qui ont étudié la question après lui, se sont basés pour établir les pouvoirs réducteurs sur la quantité théorique de sucre que peut fournir par dédoublement l'amidon en expérience. Cette quantité théorique était calculée après dessiccation complète de cet amidon à 110 degrés. Nous avons préféré, en raison des légères variations que peut présenter l'empois, quelque soin qu'on prenne à le préparer, établir à chaque série de recherches son action sur la liqueur cupro-potassique après transformation complète en glucose par ébullition avec l'acide sulfurique étendu. On a bien prétendu qu'on ne pouvait arriver ainsi à cette transformation complète; mais des expériences préalables nous ont démontré le contraire. C'est ainsi qu'ayant calculé la proportion théorique de glucose que pouvait fournir une fécule préalablement desséchée à 110 degrés, nous avons trouvé 96,35 pour 100, alors que la même fécule nous avait donné par ébullition avec de l'acide sulfurique étendu, et dans des conditions que nous ne relatons pas ici 96,38 pour 100 de glucose. Ces chiffres peuvent être considérés comme identiques.

distillée; puis on verse ce liquide, au moyen d'une burette graduée, dans un ballon contenant 10 centimètres cubes de liqueur cupro-potassique maintenue à l'ébullition jusqu'au moment où se produit la décoloration. Il faut 34 centimètres cubes deux dixièmes de solution. Sur ce qui reste, on prélève 60 centimètres cubes et l'on achève la transformation en sucre en faisant bouillir ce liquide additionné de 4 centimètres cubes d'acide sulfurique au tiers pendant une heure environ. On ramène à 60 centimètres cubes. Cette fois il ne faut que 180 divisions pour décolorer les 10 centimètres cubes de liqueur. Représentons par 100 le pouvoir réducteur de cette dernière solution. Les pouvoirs réducteurs des deux solutions sont évidemment en raison inverse de la quantité de ces solutions qu'il faut ajouter pour amener la décoloration d'une même quantité de liqueur bleue, en sorte que si l'on appelle x le pouvoir réducteur de la solution avant le traitement par l'acide sulfurique, on aura

$$\frac{x}{100} = \frac{180}{342}, \text{ d'où } x = 52{,}6.$$

Si les diastases soumises à l'examen sont identiques, ces chiffres 100 et 52,6 ne doivent pas varier avec le même amidon. C'est cette identité que nous avons constatée, comme cela ressort du tableau suivant représentant un certain nombre d'essais avec la salive de l'homme et le ferment diastasique des Céphalopodes.

L'empois qui nous a servi est celui dont on a décrit précédemment la préparation. On a toujours expérimenté sur 20 centimètres cubes de cet empois, dont on faisait 100 centimètres cubes après l'action de la diastase. Pour les ferments, on s'est servi des produits obtenus par l'intermédiaire de l'alcool (voir plus haut). La durée du contact a toujours dépassé vingt-quatre heures, et l'on a fait chaque essai sur 10 centimètres cubes de liqueur bleue.

Ferments.	Diastase. Quantité de liquide pour décolorer.	Pouvoir réducteur.	SO^3. Quantité de liquide.	
Foie de Poulpe, 10 centigrammes..	34.6	52.0	180	Pouvoir réducteur, 100
Foie de Sèche, 10 centigrammes. .	34.2	52.6	»	
Salive, 4 centimètres cubes.. . . .	34.2	52.6	»	
Salive, 6 centimètres cubes.. . . .	33.9	52.7	»	

Dans une deuxième série d'expériences, avec un deuxième empois préparé cependant de la même manière, les chiffres de la deuxième colonne se sont rapprochés de 37.0. Dans une troisième série, ces chiffres ont été de 35.0. Les chiffres de la quatrième colonne ont été de 180 ou 184, de telle sorte que les pouvoirs réducteurs étaient de 48 et de 52. Quoi qu'il en soit, l'action de la diastase des Céphalopodes est bien la même que celle des animaux supérieurs.

Néanmoins, afin qu'il ne restât pas de doute dans l'esprit, nous avons songé à essayer l'action des diastases sur la dextrine. Ce corps présente l'avantage d'être soluble et l'on est toujours certain, en prélevant des volumes égaux de solution, d'avoir des poids égaux de dextrine. On prend 250 à 300 grammes de dextrine du commerce qu'on dissout dans 600 à 700 grammes d'eau distillée ; on filtre. La solution est précipitée par de l'alcool à 90 degrés. Cette précipitation fournit de la dextrine sous forme d'une matière à consistance de styrax. On la redissout dans l'eau et l'on précipite une deuxième fois par l'alcool à 80 degrés. On répète la même opération une troisième fois en se servant d'alcool faible. Dans ces conditions la dextrine se précipite sous forme de flocons isolés. On laisse déposer et on lave par décantation avec de l'alcool faible d'abord, puis par de l'alcool à 80 degrés et enfin par de l'alcool absolu. Ce dernier traitement donne un produit grenu et un peu cristallin.

En essayant cette dextrine à la liqueur cupro-potassique, on trouve qu'elle réduit encore faiblement. Son pouvoir réducteur, calculé dans les mêmes conditions que plus haut, est de 3. La diastase agit sur elle, mais dans des proportions moindres que sur l'empois d'amidon. Cela est, du reste, en accord avec ce que l'on sait de la présence de dextrines dans le produit de l'action de la diastase sur l'amidon. Voici un tableau fait de la même manière que celui qu'on a vu précédemment :

Ferment.	Liquide nécessaire pour décolorer après l'action de la diastase.	Pouvoir réducteur.	Liquide nécessaire après l'action de SO^3.
Foie de Poulpe, 20 centigrammes. . .	460	40	185
Foie de Sèche (glycérine), 10 cent. .	456	40	»
Salive, 5 centimètres cubes.	458	»	»
Salive, 2 centimètres cubes.	458	»	»

Ainsi donc il paraît bien prouvé que toutes ces diastases donnent lieu aux mêmes dédoublements, puisqu'avec l'amidon, comme avec la dextrine, on obtient les mêmes résultats relatifs.

CONCLUSIONS

CONSIDÉRATIONS SUR L'ACTION DE LA DIASTASE SUR L'AMIDON ET SUR L'ABSENCE PROBABLE DE SUCRE DANS LE FOIE DES CÉPHALOPODES.

Des résultats que nous ont fournis les recherches qui viennent d'être exposées, il semble que l'on puisse tirer les conclusions suivantes :

1° Le liquide sécrété par les glandes salivaires des Céphalopodes n'exerce d'action ni sur l'amidon brut, ni sur l'amidon hydraté ;

2° Le foie de ces animaux sécrète un liquide qui n'agit pas sur l'amidon brut, mais saccharifie l'amidon hydraté ;

3° Le pancréas des Céphalopodes jouit des mêmes propriétés que le foie par rapport aux deux amidons.

Cette troisième conclusion nous paraît ressortir surtout des résultats que nous a fournis l'étude du pancréas de la Sèche, lequel est isolé du foie.

Jusqu'à présent, bien que les zoologistes considèrent le pancréas des Décapodes comme l'homologue de l'organe auquel on a donné le même nom chez les Octopodes, néanmoins on n'a pas encore, que nous sachions, démontré anatomiquement cette homologie. Et cette démonstration ne serait pas superflue, étant donnée la grande différence d'aspect qui existe entre les deux. Nous faisons remarquer que d'après nos recherches cet organe renferme de la diastase animale chez les uns comme chez les autres. Il y aurait donc identité dans la fonction. Il y a là un argument en faveur de la croyance à l'homologie de ces organes. Cet argument n'a d'ailleurs qu'une faible valeur, étant d'ordre physiologique, car des organes homologues ont souvent une fonction physiologique différente. Dans l'espèce, la constatation d'une connexion nerveuse aurait une tout autre importance.

4° Le ferment que produisent ces deux derniers organes (foie et pancréas) est identique à la diastase salivaire des animaux supérieurs. En effet :

a. Comme la diastase salivaire, ce ferment saccharifie l'amidon hydraté.

b. Comme la diastase salivaire, il n'a d'action ni sur le saccharose, ni sur la salicine, ni sur l'inuline. Quelques physiologistes avaient émis l'opinion que la salive intervertit le sucre de canne, et, d'après Städeler, on croyait que ce même liquide dédouble la salicine. D'après nos recherches, la salive n'a aucune action sur ces deux corps.

c. Non seulement la diastase salivaire et la diastase des Céphalopodes agissent dans le même sens sur l'empois d'amidon ; mais le dédoublement qu'elles produisent est identique. Ainsi le pouvoir réducteur susceptible d'être communiqué à une certaine quantité d'amidon par l'ébullition avec l'acide sulfurique étendu étant représenté par 100, le pouvoir réducteur communiqué à une même quantité d'un même amidon transformé en empois, par l'une ou l'autre diastase, est identique. Il a été de 52 dans un cas, de 48 dans un autre et de 51 dans un troisième.

En parcourant les nombreux mémoires qui ont paru depuis le premier travail de O'Sullivan sur le dédoublement de l'amidon par la diastase, on est frappé des différences existant entre les résultats indiqués par leurs auteurs. Un seul point est accepté aujourd'hui par tout le monde : c'est la production de la maltose. Tout le monde aussi, à quelques nuances près, est d'accord sur les propriétés de ce corps. Mais personne ne s'entend relativement à la quantité de maltose produite par l'action de la diastase sur un même amidon, ou, pour parler plus justement, sur le pouvoir réducteur communiqué par la diastase à une même quantité d'amidon transformé en empois. On a vu que le chiffre indiqué par Musculus était de 52, celui de Nasse de 45 ou 47. Nous avons trouvé 51, 48 et 52. On ne peut évidemment chercher la cause de ce désaccord dans des erreurs d'expériences. Les chimistes qui se sont occupés de la question sont nombreux, et il faudrait supposer qu'ils se sont tous trompés. On ne doit pas non plus attribuer à la diastase une activité variable avec sa provenance. On se trouve donc forcé, pour trouver une explication, de s'adresser à la matière elle-même soumise à l'expérimentation.

Les chimistes qui se sont proposé de résoudre le problème de la saccharification de l'amidon ont toujours posé ainsi la question : étant donnée une certaine quantité d'amidon transformé en empois, chercher ce que devient cet amidon après achèvement de l'action diastasique. S'occuper également de définir le rôle du temps et de la température relativement à la rapidité de cette action. Mais il ne nous paraît pas qu'on se soit entendu préalablement sur la préparation de l'empois essayé.

L'amidon ne peut pas être considéré comme un hydrate de carbone unique, mais comme une réunion de plusieurs hydrates de carbone ; conformément à la théorie de la constitution de la cellule en général et du grain d'amidon en particulier, d'après laquelle la matière qui constitue cet amidon est un ensemble de couches diversement hydratées, l'hydratation allant en s'accroissant irrégulièrement de l'extérieur vers le centre.

Dans ces conditions, quoi de plus naturel que de supposer que ces divers amidons résistent différemment à l'action de l'eau prise à des températures variées? En d'autres termes, n'est-il pas logique de penser que l'on obtient des quantités variables d'empois (amidon hydraté) suivant la température à laquelle on porte la matière, suivant la quantité d'eau employée, et encore suivant le temps de l'opération ? Et si l'on admet, comme nous l'admettons nous-même, que la diastase animale n'agit pas sur l'amidon brut, mais sur l'amidon ayant subi une première transformation, on comprendra que le résultat final de son action soit différent suivant la proportion de ce deuxième amidon intermédiaire obtenue dans la fabrication de l'empois. On comprendra également que les chiffres représentant ce résultat soient différents avec les expérimentateurs et même dans chaque opération.

Si cette manière de comprendre l'action de la diastase sur l'amidon est la bonne ; lorsqu'on étudie cette action en portant à des températures variées, croissantes si l'on veut, un mélange d'amidon brut, de diastase et d'eau, on laisse inévitablement de côté un facteur important, sinon le seul de la question. C'est la quantité de cet amidon intermédiaire, susceptible d'être saccharifié, qui se fait à ces diverses températures. Le phénomène se passe en deux temps :

1° L'eau à la température de l'opération hydrate une certaine quantité d'amidon ;

2° La diastase saccharifie cette quantité d'amidon.

Chacune de ces réactions a d'ailleurs ses facteurs, qui sont le temps, la dilution, et pour l'action de la diastase, la température.

Pour voir si cette manière de comprendre l'action diastasique pouvait se soutenir, nous avons fait un certain nombre d'expériences, nous réservant d'ailleurs d'étudier bientôt la question plus en détail.

On a maintenu pendant des temps égaux des quantités égales d'amidon purifié délayé dans une même masse d'eau à des températures variées. Après quoi on a laissé les mélanges reprendre la température ordinaire. On les a additionnés de salive, on a attendu vingt-quatre heures, on a recherché le sucre avec la liqueur cupro-potassique. Comme on devait s'y attendre, l'action de l'eau sur l'amidon, aux températures comprises entre 20 et 45 degrés, même après une dizaine d'heures, a été presque nulle. La diastase n'a produit aucune saccharification, sauf peut-être pour l'amidon maintenu à 45 degrés, qui a donné lieu à un précipité insignifiant d'oxydule de cuivre. Il ne pouvait pas en être autrement, puisque l'amidon des plantes peut être exposé à ces températures.

Mais, à partir de 50 degrés, l'action hydratante de l'eau se dessine. Voici trois résultats se rapportant aux températures 50, 55, 60 degrés. La quantité d'amidon soumise à l'expérience était de 20 centigrammes délayés dans 10 centimètres cubes d'eau. On fit durer l'action trois heures. Comme nous l'avons fait jusqu'ici, nous comparons le pouvoir réducteur communiqué par la diastase à celui que l'acide sulfurique étendu communique à la même quantité d'amidon par une ébullition suffisamment prolongée.

Température.	Pouvoir réducteur par SO^3.	Pouvoir réducteur par diastase.
50	100	3.2
55	100	8
60	100	25

A partir de 55 degrés le pouvoir réducteur croît très rapidement.

On n'ignore pas d'ailleurs que l'action hydratante de l'eau peut être favorisée par certains agents chimiques, en sorte que certains résultats obtenus avec l'eau seule à une température élevée peuvent s'obtenir par le secours de ces agents à une température plus basse.

Nous formulons donc à titre d'hypothèse, et comme pouvant expliquer certains faits et contradictions, les propositions suivantes :

1° L'amidon, pour être saccharifié par la diastase, doit avoir subi une première action hydratante, et cette première action, quand elle est obtenue avec l'eau, s'exerce à des degrés divers, suivant la tempérafure.

2° L'action de la diastase doit être considérée en dehors de cette hydratation ; en sorte que si dans l'économie animale l'amidon brut est saccharifié par elle, ce n'est qu'après avoir été hydraté préalablement dans des conditions encore inconnues.

L'existence dans le foie des Céphalopodes d'un ferment diastasique fait involontairement songer à la question de savoir si le foie des Céphalopodes jouit de la fonction glycogénique. La diastase, en effet, jouit de la propriété de saccharifier le glycogène, et cela presque instantanément. Glycogène et ferment peuvent-ils se trouver ensemble dans la même glande? On répondra que dans le foie des Vertébrés on trouve du glycogène et un certain ferment hépatique se produisant et agissant dans des conditions déterminées. Mais si le foie des Céphalopodes renferme du glycogène, la trituration de cet organe aura pour effet certain de mettre en présence le ferment et la matière sucrée, de telle sorte qu'en dernière analyse on devra pouvoir retrouver le sucre produit dans la matière. Or, d'assez grandes quantités de foie de Poulpes et de Sèches ont été triturées, puis traitées par l'alcool pour l'extraction du ferment. Il n'a jamais été possible de caractériser le sucre dans la solution alcoolique évaporée, puis reprise par l'eau.

Il est donc assez difficile de ne pas conclure à la non-existence, au moins temporaire, du glycogène dans le foie des Céphalopodes. Ce fait serait d'ailleurs assez en rapport avec ce que l'on sait aujourd'hui du foie des Mollusques en particulier. Cet organe, que l'on a appelé *foie* en raison de ses rapports anatomiques, devrait être appelé plutôt pancréas en raison de ses fonctions physiologiques. Il renferme du ferment peptique et un ferment diastasique. Etant sous ce rapport si différent du foie des animaux supérieurs, il n'y aurait rien d'étonnant à ce qu'il fût dépourvu de la fonction glycogénique.

Enfin, en voyant des animaux carnivores pourvus d'un ferment se rapportant aux aliments herbacés, on ne manquera pas de se demander quel est chez ces êtres le rôle d'un pareil ferment. Mais, outre qu'anatomiquement il ne manque pas d'organes réputés inutiles, même nuisibles comme l'appendice cæcal, dont l'existence a son importance aux yeux des partisans de la théorie de la descendance, et que par conséquent on ne peut juger extraordinaire de trouver dans l'économie des fonctions sans objet ; il serait hasardé de prétendre que le ferment diastasique ne possède qu'une action, celle qu'il exerce sur l'empois d'amidon, bien qu'actuellement on ne lui en connaisse pas d'autre.

L'émulsine ne jouit-elle pas de la propriété de dédoubler l'amygdaline, la salicine, la coniférine et d'autres glucosides ou leurs composants? Il est donc prudent de s'en tenir au fait lui-même sans faire de généralisation au delà.

EM. BOURQUELOT.

— — —

INDEX BIBLIOGRAPHIQUE

1. Cl. BERNARD. *Leçons de physiologie expérimentale*, t. I, p. 23; t. II, p. 167, 375 et suiv.

2. MUSCULUS ET GRUBER. *Sur l'amidon* (*Bull. de la Société chimique*, t. XXX, p. 54).

3. MUSCULUS ET DE MÉRING. *De l'action de la diastase de la salive et du suc pancréatique sur l'amidon et sur le glycogène*, *id.* (t. XXXI, p. 105-116).

4. STÆDELER. *Kleinere Mittheilungen über die Wirkung des menschlichen Speichels auf Glucoside* (*Jour. für pract. Chemie*, 1857, t. LXXII, p. 250).

5. P. BERT. *Physiologie de la Sèche* (*Mémoires de la Société des sciences physiques et naturelles de Bordeaux*, t. V, 1867, p. 119).

6. KRUKENBERG. *Vergl. Physiol. Beitrage zür Kentniss der Verdangsvorgänge* (*Untersuchungen aus d. physiol. Institute der Universität Heidelberg*, 2, I, 1878. — Herausg. von Dr W. Kühne).

7. L. FRÉDÉRICQ. *Sur l'organisation et la physiologie du Poulpe* (*Archives de zoologie expérimentale*, 1878).

8. JOUSSET DE BELLESME. *Recherches sur la digestion chez les Mollusques céphalopodes* (*Comptes rendus*, t. LXXVIII, n° 9 et n° 6).

9. JOUSSET DE BELLESME. *Recherches expérimentales sur la digestion des Insectes et en particulier de la Blatte* (1875).

10. J. VIGELIUS. *Ueber das sogenannte Pankreas der Cephalopoden* (*Zoologischen Anzeiger.*, 1881, n° 90).

11. ARISTOTE, lib. IX, cap. LIX ; Camus, p. 596.

12. APOSTOLIDÈS ET DELAGE. *Les Mollusques d'après Aristote* (*Arch. de zool. expérim.*, vol. IX, fasc. 3).

13. FÉRUSSAC ET D'ORBIGNY. *Histoire naturelle des Céphalopodes acétabulifères*, p. 255.

14. FISCHER. *Annales des sciences naturelles*, Ve série, t. VI.

15. CUVIER. *Leçons d'anatomie comparée*, publiées par Duméril. Edition belge, t. II, p. 438, 453, ou *Mémoire sur les Céphalopodes*, p. 27.

16. MIALHE. *Mém. sur la digestion et l'assimilation des matières amyloïdes et sucrées*, 1846, p. 13.

17. WITTICH. *Kœnigsb. med. Jahrb.*, III, p. 196.

18. HOPPE-SEYLER. *Physiol. Chemie*, p. 188.

19. GORUP-BESANEZ. *Traité de chimie physiologique*, t. I, trad. Schlagdenhauffen.

20. Ch. Richet. *Du suc gastrique chez l'homme et chez les animaux*, p. 116. note ; 1878.

21. Milne-Edwards. *Leçons sur la physiologie*, t. VII, p. 58, note.

22. O. Nasse. *Bemerkung zur Physiologie der Kohlenhydrate* (*Pflüger's Archiv.*. Bd. XIV).

23. O'Sullivan. *Sur les produits de la transformation de l'amidon* (*Bull Société chimique*, Paris, 1880, XXXII, 493-499).

24. Seegen (J.). *Berichtigende Bemerkung zu der von Musculus und v. Mering mitgetheilten Arbeit : ueber die Umwandlung von Stærke* (*Zeitsch f. physiol. Chem.*, III, 212-214).

25. Basswits. *Zur Kenntniss der Diastase, II Mittheilung* (*Ber. d. deutsche Chem. Ges.*, XII, 1827-1831).

26. Hersfeld (A.). *Ueber die Einwirkung der Diastase auf Stærkekleister* (*Be. d. d. Chem. Ges.*, XII, 2120-2123).

7. H. Brown. *Beitrage zur Geschichte der Stærke und der Verwandlungen derselben* (*Ann. chem. Pharm* , 199, 165-253).

Paris. — Typographie A. Hennuyer, rue d'Arcet, 7.

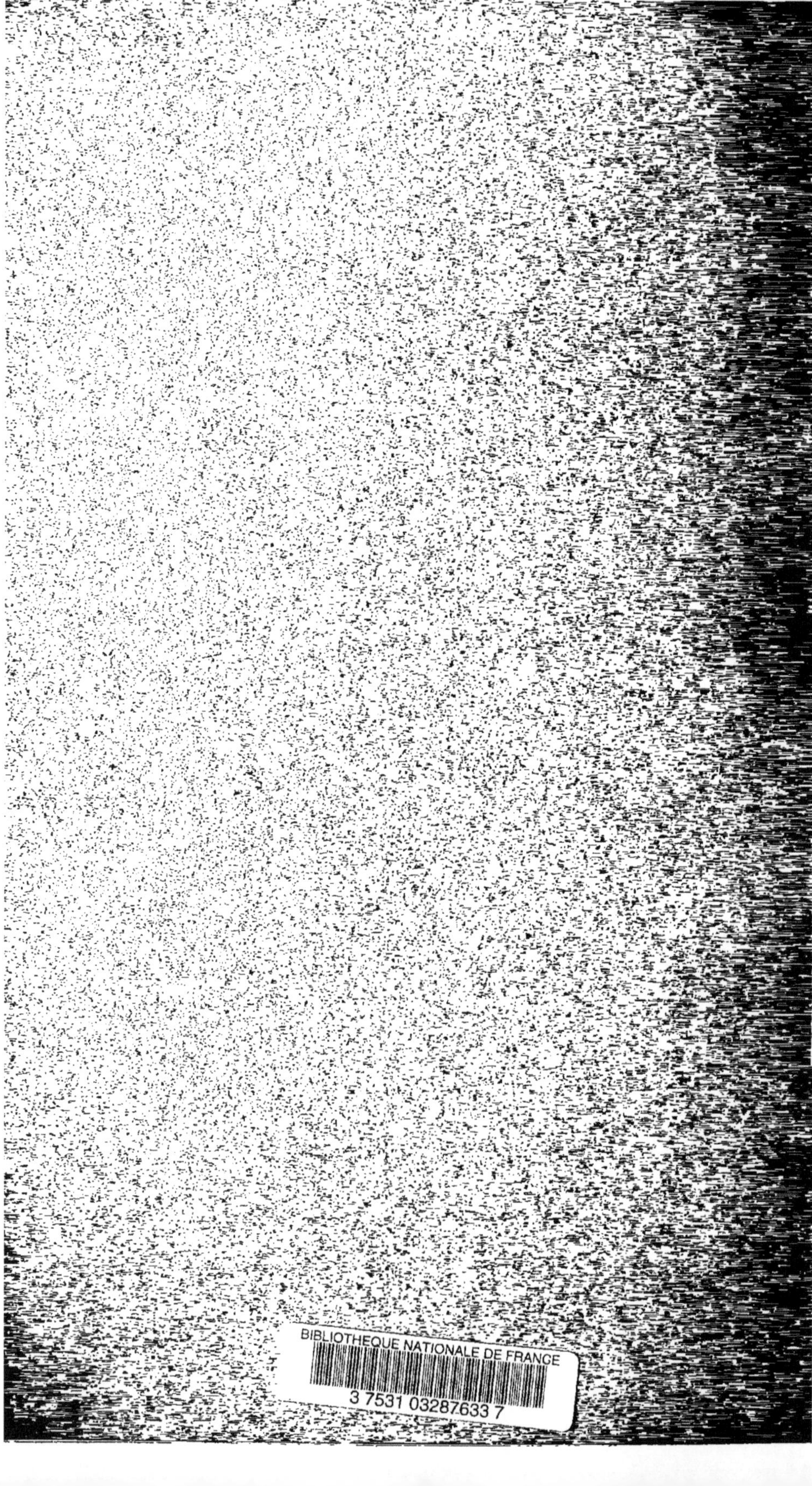
BIBLIOTHEQUE NATIONALE DE FRANCE
3 7531 03287633 7

www.ingramcontent.com/pod-product-compliance
Ingram Content Group UK Ltd.
Pitfield, Milton Keynes, MK11 3LW, UK
UKHW020353250726
13967UKWH00005B/2250